Ratgeber Gürtelrose

Jürgen Wude

Inhaltsverzeichnis

Bei der Gürtelrose handelt es sich um eine Viruserkrankung, die noch Jahrzehnte nach der ursprünglichen Ansteckung ausbrechen kann. Als Zweiterkrankung nach einer Windpocken-Virus-Infektion ist die Erkrankung auch als Herpes zoster bekannt. Verursacht wird sie durch die Herpes-Viren, die in der Kindheit für Windpocken sorgen, sich dann im Körper bevorzugt an Nervenbahnen und im Rückenmark einnisten und später zu Gürtelrose führen können.

An praktisch jedem Körperteil kann es zu Rötungen und Bläschen kommen, die sich meist gürtelförmig ausbreiten und stark schmerzen. Betroffen sind vor allem Menschen mit einem geschwächten Immunsystem und Menschen höheren Alters. Medizinisch gesehen handelt es sich bei der Gürtelrose um eine Reaktivierung der im Körper verbliebenen Windpocken-Viren. Die Bläschen dürfen auf keinen Fall aufgekratzt werden, denn ihr Inhalt ist ansteckend.

Während Ansteckungen durch Herpes simplex Viren meist einen leichten Verlauf nehmen und zu weniger Komplikationen führen, gehört das Varizella-Zoster-Virus zwar zu den Herpesviren, aber die Infektion trifft weitaus schwerwiegender auf. Betroffen sind die zentralen und peripheren Nerven und die Haut. Zoster ist keine lebensbedrohliche Erkrankung, jedoch leiden mehr als 30% der Erkrankten an lebenslangen oder länger andauernden Komplikationen. Nicht selten kommt es zu einer erheblichen Einschränkung der Lebensqualität für die Patienten.

Der Erreger löst auch die Windpocken aus und verbleibt nach einer überstandenen Erkrankung als Teil der Erreger inaktiv im Körper. Das Virus ist dann weiterhin lebensfähig und kann so auch nach vielen Jahren noch reaktiviert werden. Nur Menschen, die bereits mindestens einmal die Windpocken hatten, können also Gürtelrose bekommen. Im Gegensatz zur Windpocken-Krankheit ist bei der Gürtelrose meist nur ein einzelnes Hautsegment betroffen. Es kann aber auch sein, dass der schmerzhafte Hautausschlag gänzlich fehlt. Bei Kindern und Jugendlichen wird häufig über fehlendes Jucken der betroffenen Stellen und keinerlei Schmerzsymptome berichtet.

Etwa 2 von 10 Personen bekommen nach einer Windpocken-Erkrankungen im Laufe ihres Lebens eine Gürtelrose. Menschen mit hohem Alter sind besonders empfänglich. Ab 50 Jahren steigt das Risiko auf über 50% an Gürtelrose zu erkranken. Aus diesem Grund wird eine Impfung empfohlen. In Deutschland gibt es derzeit zwei zugelassene Impfstoffe gegen Herpes Zoster. Seit März 2019 gehört die Zoster-Impfung zu den offiziellen Impfempfehlungen des Gemeinsamen Bundesausschuss auf Empfehlung der Ständigen Impfkommission (STIKO) am Robert-Koch-Institut (RKI). Alle Personen ab 60 Jahren und Personen ab 50 Jahren mit einer erhöhten gesundheitlichen Gefährdung erhalten die Impfung als Kassenleistung von Ihrer Krankenkasse. Allerdings ist die Impfung sinnlos bei Personen, die nie an Windpocken erkrankt waren aber auch nie an Windpocken gelitten haben.

Experten gehen jedoch davon aus, dass in Deutschland fast jeder über 50jährige in seinem Leben an Windpocken erkrankt war. Durch die Impfungen im Kindesalter sind Windpocken seltener geworden. Sie gehören zu den häufigsten Infektionskrankheiten, die sich durch Impfungen vermeiden lassen.

Art: Viruserkrankung

Virusfamilie: Herpes

ICD-Code für Gürtelrose: ICD-B02, Herpes zoster

Auftreten: Weltweit

Anzahl der Erkrankten in Deutschland ca. 400 bis 100.000 pro Jahr.

Prozentualer Anteil: Ca. 20% der Menschen erkranken mindestens einmal im Leben an Gürtelrose

Übertragung: Hoch ansteckend

Impfung: Kassenleistung für 50 bzw. 60 Jährige

Symptome: Hautausschlag und gefüllte Bläschen

Folgen: 30% leiden unter Folgeschäden wie Nervenschädigungen

Verbreitung: Rund 90& der Erwachsenen tragen das Virus ins sich

Alter der Erkrankten: Häufig zwischen dem 60. und 70. Lebensjahr

Geschlecht: Mehr Frauen als Männer betroffene

Lokalisation des Virus: Es wandert über Nervenbahnen in die Nervenknoten des Gehirns oder Rückenmark ein und kann jederzeit wieder aktiv werden.

Inkubationszeit: 8- 28 Tagen

Übertragung: Schmierinfektion über direkten Hautkontakt, aber auch an kontaminierten Flächen

Auslöser: Physischer und psychischer Stress, andere Viruserkrankungen, ein Krebsleiden, UV-Licht oder Medikament.

Wie erkenne ich Gürtelrose

Die bekanntesten Symptome bei der Gürtelrose sind ein gürtelförmiger, aus Rötungen und gefüllten Bläschen bestehender Hautausschlag. Dieser schmerzt stark und betrifft vorwiegend den Rücken, den Bauch und den Rumpf. Nicht jeder Erkrankte zeigt aber diese typischen Symptome. Meist kündigt sich der Ausbruch, also die Reaktivierung der im Körper verbliebenen Windpocken-Viren, durch allgemeine Krankheitssymptome und leichtes Fieber an. Der Hautausschlag ist anders als bei der Windpocken-Erkrankungen örtlich begrenzt und nur einseitige Hautgebiete befallen. In den ersten 1-2 Tagen nach der Ansteckung/Übertragung oder Reaktivierung des Zoster-Virus treten vermehrt Müdigkeit, Abgeschlagenheit, eventuell leichtes Fieber, stark stechende oder brennende Schmerzen, Berührungsschmerzen, Juckreiz, eine leichte

Hautrötung, Rückenschmerzen oder Durchfall auf.

Wo genau der später folgende Hautausschlag mit den Rötungen und Bläschen auf gerötetem Grund auftreten, hängt von der Stelle im Rückenmarksnerv oder Hirnnerv ab, in den sich das Virus eingenistet hat. Die Rosetten können einzeln oder in Gruppen auftreten, sie sind meist gefüllt mit klarer Flüssigkeit, Eiter oder Blut. Nach ein paar Tagen platzen Sie auf und verkrusten. Erst dann besteht weitestgehend kein Ansteckungsrisiko mehr für andere Personen. Das Zoster Virus befindet sich in der Flüssigkeit der Blasen und kann von dort über Schmierinfektion an Dritte übertragen werden. Der Juckreiz an den Blasen selbst ist geringer als bei den Windpocken. Vom äußeren her ähneln sie aber stark den Windpocken.

Beim Abheilen der betroffenen Hautpartien kommt es nicht selten auch zur Narbenbildung. Begleitend kann Fieber auftreten, das kommt aber eher selten vor. Die volle Rückbildung der Symptome kann bis zu vier Wochen dauern. Betroffene klagen aber häufig noch Wochen nach der Abheilung über Schmerzen. Selten kann es auch zu verfärbten oder entfärbten Hautstellen während der Gürtelrose kommen.

Auch wenn es ausgesprochen selten vorkommt, kann sich der Zoster-Virus auch im Gesicht oder Halsbereich einnisten. Die Symptome sind dann ähnlich, jedoch kann es zu Gesichtslähmungen oder Sehstörungen kommen. Die genaue Diagnose kann nur ein Arzt, idealerweise ein Facharzt für Hauterkrankungen, stellen. Meist kann er die Gürtelrose anhand der typischen Symptome eindeutig diagnostizieren.

Bei unklaren Fällen ist eine Labor-Untersuchung notwendig, um das Varicella-Zoster-Virus eindeutig nachzuweisen. Durch neueste Methoden können selbst geringste Mengen davon feststellen. Ist das Auge oder das Ohr betroffen, sollte ein weiterer Facharzt hinzugezogen werden.

Erste Anzeichen von Gürtelrose

Der Ausbruch zeigt sich ca. 1-2 Tage nach der Ansteckung. Der Erkrankte fühlt sich krank und hat gelegentliches Fieber. Danach beginnen die typischen Hautausschläge mit einem stark juckenden Ausschlag, der sich rasch von Kopf und Rumpf über den ganzen Körper ausbreitet.

Fieber tritt nur noch Gelegentlich auf. Es ist auffallend, das Erkrankte gerade am Anfang der Erkrankung häufig über keine oder unspezifische Symptome sowie unklare Schmerzen oder Durchfall berichten. Berührungsschmerzen treten auf und brennende Missempfindungen können den eigentlichen Hautveränderungen der Gürtelrose vorausgehen. Nicht alle Betroffenen bekommen einen gürtelförmigen Hautausschlag. Grundsätzlich kann jede Stelle des Körpers betroffen sein.

Bevorzugt sind aber der Rumpf, der Hals- und der Schulterbereich betroffen. Auch ein Hautkribbeln, einschießende Schmerzen mit Brennen und Stechen, Schmerzen am Rücken, Abgeschlagenheit, Unwohlsein und ein allgemeines Krankheitsgefühl ist häufig von Betroffenen zu hören. Während sich die Windpocken über den ganzen Körper ausbreiten, beginnen die ersten

Anzeichen einer Gürtelrose in den allermeisten Fällen vom Rücken aus. Da sich das Zoster-Virus besonders häufig in der Nähe der Wirbelsäule einnistet, breitet sich der Ausschlag von dort wie ein Gürtel über den Bauch und Rücken aus. Es gibt aber auch Fälle von Gürtelrose an Oberarmen, Beine, Hals und Gesicht. Ganz selten ist Gürtelrose im Genitalbereich, im Gesicht, an den Händen und Fingern.

Da die Viren in der Lage sind für einige Zeit außerhalb des menschlichen Körpers zu überleben, muss für eine Ansteckung nicht zwangsläufig ein direkter Kontakt mit einer erkrankten Person oder dem Ausschlag stattfinden. Im Umgang mit einem Erkrankten gilt als Orientierung, dass bei Verkrustung der flüssigkeitsgefüllten Bläschen keine oder nur eine sehr geringe Ansteckungsgefahr bei Kontakt besteht.

Gürtelrose im Gesicht

Der Ausschlag an Hals und Gesicht ist bei einer Gürtelrose sehr selten, wenn auch nicht ausgeschlossen. In diesem Fall hat sich das Herpesvirus in die Gesichtsnerven oder den Nerven im Bereich der Halswirbelsäule eingelagert. Diese Art des Befalls führt meist zu schwereren Symptomen und hat ein höheres Risiko für Folgeschäden. Eine Gesichtsnervenlähmung tritt häufig auf. Ist das Ohr befallen (Zoster oticus), dann können gelegentlich Gleichgewichts- und Hörstörungen vorkommen.

Ganz selten kommt es vor, dass sich aus der Gesichtsrose eine Entzündung der Hirnhäute und des Gehirns anschließen. Die inneren Organe können als Folge davon ebenfalls erkranken. Dieser schwere Verlauf tritt sehr selten und nur bei Patienten mit ausgeprägter Abwehrschwäche auf. Grundsätzlich geht man aber davon aus, dass bei einer Gürtelrose im Gesicht das Risiko für Komplikationen erhöht ist.

Der Befall des Auges ist eine besonders heikle Form der Gürtelrose im Gesicht. Die Hornhaut des Auges kann in Mitleidenschaft gezogen werden, was zu einer Hornhautentzündung (Keratitis) führt. Gehör – und Geschmacksnerven werden häufig beeinträchtigt im Verlauf der Gesichtsrose. Facialis-Lähmungen, also halbseitige Lähmungen des Gesichtsnervs treten häufig als Symptom oder Komplikation auf. Narben bleiben häufiger zurück als bei einer Gürtelrose auf dem Rumpf.

Neben dem Gesicht kann auch die Kopfhaut betroffen sein, die Zahl der Erkrankungen für Gürtelrose an der Kopfhaut ist verschwindet gering. Wegen der zahlreichen sensiblen Stellen und Strukturen im Kopfbereich sind häufig Folgeprobleme zu erwarten. Vor allem wenn das Immunsystem des Patienten geschwächt ist. Gesicht, Auge und Ohr sind sehr riskante Stellen und bei ersten Symptomen oder dem Verdacht auf Gürtelrose sollte sofort ein Arzt aufgesucht werden.

Übersicht der einzelnen Probleme

a) Gürtelrose am Auge

- Lederhaut des Auges entzündet sich

- Hornhautentzündung

- Entzündung der Uveitis, der mittleren Augenhaut

- Anstieg Augeninnendruck (Grüner Star)

- Schädigung von Netzhaus und/oder Sehnerv, dauerhafte Erblindung droht

b) Gürtelrose am Ohr

- Hörstörungen

- Gleichgewichtsstörungen

- Gesichtslähmungen, Faszialaparese

c) Gürtelrose im Gesicht

- Erhöhtes Risiko für Folgeprobleme wie postzosterische Neuralgie

- Plötzlich auftretende heftige Gesichtsschmerzen, Trigeminusneuralgie

- Narbenbildung, nekrotischer Zoster

6. Gürtelrose Arten und Infektionskrankheiten durch das Zoster-Virus

- Gürtelrose am Ohr, Zoster oticus

- Gürtelrose im Gesicht, einseitiger Befall der Stirnhaut,

Auge betroffen, Zoster ophthalmicus

- Gürtelrose am Rumpf, Bauch, Armen und Beinen (Herpes simplex, HSV-2)

- Gürtelrose mit Narbenbildung, Zoster gangraenosus

- Gürtelrose einseitig oder beidseitig am Körper, Zoster bilateralis

- Gürtelrose im Gesicht, betroffen ist der Nervenstrang am Oberkiefer, Zoster maxillaris

- Gürtelrose im Genitalbereich, Zoster genitalis

- Infektion des Blutes durch Herpesviren – Zoster disseminates

Genauso wie Windpocken kann die Gürtelrose durch die Luft beim Husten oder Niesen in Form von virusinfizierten Speicheltröpfchen übertragen werden. Allerdings überleben die Zoster-Viren der Gürtelrose nur kurze Zeit außerhalb des Menschen.

Die Ansteckungsgefahr durch eine Schmierinfektion ist am höchsten, da die Viren in den Bläschen sitzen und über direkten oder indirekten Kontakt übertragen werden. Neben Speichel und Bläscheninhalt ist auch die Bindehaut des Auges mit Viren belastet. Daher ist auch die Tränenflüssigkeit infektiös.

Es gibt auch die Möglichkeit einer Kontakt- Übertragung über Gegenstände, da die Viren bis zu 10 Minuten außerhalb ihres menschlichen Wirtes überleben können. Selten gibt es den Fall, dass eine Schwangere die Viren an den Fötus weitergibt, dabei spricht der Mediziner von einer diaplazentaren Übertragung. In 1-2% der Fälle und nur unter bestimmten Voraussetzungen führt die Erkrankung der Mutter an Windpocken zum fetalen Varizellensyndrom.

Sobald die Bläschen verkrustet sind, besteht in der Regel keine Ansteckungsgefahr mehr. Für Menschen, die bereits die Windpocken hatten, besteht überhaupt keine Gefahr der Ansteckung. Bei Personen, die noch keine Windpocken-Erkrankung durchgemacht haben und nicht dagegen geimpft sind, führt der Erstkontakt mit Gürtelrose-Viren zur Windpocken-Erkrankung.

Zwischen der Erstinfizierung (den Windpocken) und der Reaktivierung (der Gürtelrose) können Jahre vergehen und

nicht jeder Betroffene schildert die typischen Symptome.
Die Gefahr sich zu infizieren ist deutlich geringer als bei
den Windpocken. Ansteckend ist die Gürtelrose immer so
lange, bis die Bläschen verkrustet sind, egal an welcher
Stelle am Körper sie auftreten. Nicht jeder Erkrankte
bekommt die typischen Blasen. Dann ist eine Ansteckung
sehr unwahrscheinlich,wenn auch nicht ganz
ausgeschlossen.

Denn die betroffene Hautstelle kann im Genitalbereich
oder Analbereich liegen oder der Betroffene verspürt
keinen Juckreiz und Schmerzen an der betroffenen Stelle.
Er weiß unter Umständen also nicht, dass er hochinfektiös
ist. Durch Abdecken der betroffenen Hautläsionen kann
bei einer Gürtelrose die Ansteckungsgefahr deutlich
reduziert werden.

Diagnose von Gürtelrose

Beim ersten Verdacht auf eine Erkrankung an Gürtelrose
oder dem Auftreten von unklaren Symptomen sollte immer
ein Arzt aufgesucht werden. In der Regel kann er auf
Grund der Schilderungen und der Hautbeschwerden die
Diagnose Gürtelrose sehr schnell stellen.

Ein Facharzt für Hauterkrankungen sollte ebenfalls
hinzugezogen werden, vor allem wenn es sich um
Gürtelrose am Auge, dem Ohr, im Gesicht, am Kopf, dem
Genital- oder Analbereich handelt. Ist sich der Arzt mit
seiner Diagnose nicht sicher, dann wird eine Labor-
Untersuchung gemacht, bei der das Varicella-Zoster-Virus
eindeutig nachgewiesen wird. Mittels dem direkten
Immunfluoreszenztest oder der sogenannten Polymerase-

Kettenreaktion PCR kann dann das Virus selbst in geringen Mengen aufgespürt werden.

Im Wesentlichen liegen zwei Methoden vor, damit das Herpes Zoster Virus nachgewiesen werden kann.

1) Der direkte Nachweis über einen Wundabstrich und einer Polymerase-Kettenreaktion PCR. Bei dieser Methode wird das Erbgut vervielfacht und ein genetischer Fingerabdruck erstellt. Besteht der Verdacht, dass das Gehirn befallen ist, kann eine Probe des Gehirnwassers analysiert werden. Das Verfahren ist hoch sensitiv und hat den Vorteil, dass die Untersuchungsergebnisse rasch verfügbar sind. Bereits geringe Mengen an Versuchsmaterial führen zu einem zuverlässig positiven Ergebnis. Geeignet ist Blut, aber auch andere Körperflüssigkeiten wie Gehirnwasser. Ein gegebenenfalls vorliegendes negatives Ergebnis bedeutet allerdings nicht mit 100%iger Sicherheit den Ausschluss einer Erkrankung. Aus diesem Grund muss in vorausgegangenen oder begleitenden Untersuchungen immer auch eine Anamnese erstellt werden sowie erkrankungstypische Symptome beachtet werden. Auch der Immunstatus des Patienten ist zu beachten.

2) Der indirekte Nachweis über das Blut des Patienten mit dem Antigennachweis mittels direktem Immunfluoreszenztest. Es werden Antikörper eingesetzt, die mit fluoreszierenden Farbstoffen markiert sind. Die gebundenen Antikörper werden dann unter dem Fluoreszenzmikroskop identifiziert. Zeigt das Ergebnis das Vorhandensein eines Fluoreszenzsignals, dann ist die Anwesenheit des Zoster-Virus bestätigt. Das Verfahren ist schnell und arbeitet mit hoher Sensitivität. Allerdings kann

die Qualität der Antikörper das Ergebnis abschwächen.
Benötigt werden für die Laboruntersuchung
Zellpräparationen, die über einen Nasentupfer entnommen
warden.

Gürtelrose Besprechen

Das Besprechen von Hautkrankheiten, Warzen und
ähnlichen Erkrankungen ist eine alte Heilertradition und
uralte Methode. Die Wurzeln des Besprechens lassen sich
heute leider nicht mehr ganz zurückverfolgen. Früher gab
es in fast jedem Dorf eine Frau, die diese Gabe besaß. Das
Wissen bzw. die Gabe wurde in der Familie vererbt.
Grundsätzlich kann jede Krankheit besprochen werden. Bis
in die 50er Jahre hinein, war es vor allem in ländlichen
Gegenden üblich, Kinder oder Haustiere zu einer
Besprecherin zu schicken. Heute wird diese Methode auch
von Heilpraktikern angeboten. Wichtig ist es aber, sich
vorher genau über den Ablauf des Besprechens
informieren zu lassen.

Es gibt stets individuelle Nuancen während des
Besprechens, aber auch allgemeine Gesetzmäßigkeiten. Wie
auf Internetseiten zu lesen ist, sollen sich der Verlauf der
Gürtelrose nach dem Besprechen mildern. Einige
Besprecher behaupten, sie könnten Narbenbildung oder die
gefährliche Folgeerkrankung Postzosterale Neuralgie
gänzlich verhindern. Zum Besprechen gehört das Murmeln
eines Besprechspruchs, der traditionell so gegrummelt wird,
dass er für den Patienten nicht verstehbar ist. Traditionell
wird die Gürtelrose an drei Tagen hintereinander
besprochen. Dafür legt der Besprecher seine Hand auf die
Gürtelrose oder den Kopf des Patienten, ohne ihn dabei zu

berühren. Die Sitzungen dauern in der Regel nur wenige
Minuten, denn vor allem die traditionellen Besprecher
halten sich an das Motto „Mehr hilft nicht mehr".
Neuzeitliche Besprecher haben häufig eine Sitzungsdauer
von bis zu 1 Stunde, dass sollte vorher unbedingt abgeklärt
werden. Wird das Besprechen von einem Heilpraktiker
durchgeführt, können die Patienten bei einigen
Krankenkassen die Behandlung nach der
Gebührenordnung für Heilpraktiker abrechnen. Das
Besprechen ist risikofrei, aber auch ohne Garantie.

Gürtelrose Hausmittel

Neben den schulmedizinischen Therapien soll es auch
Hausmittel und naturheilkundliche Maßnahmen gegen
Gürtelrose geben. Diese sollen aber nur dann angewendet
werden, wenn sich die Gürtelrose an einer
unproblematischen Stelle wie beispielsweise am
Oberkörper zeigt. Folgende Hausmittel und Naturheilmittel
können helfen:

- Vitamin C soll laut zweiter Studien dabei helfen, den
Krankheitsverlauf bei Gürtelrose zu verkürzen. Auch die
Postzosterale Neuralgie soll damit reduziert werden
können. In beiden Studien haben die Probanden Vitamin C
intravenös verabreicht bekommen. Beobachtungen deuten
auch auf eine positive Wirkung hin, wenn das Vitamin C
hochdosiert oral eingenommen wird. Als starkes
Antioxidans ist Vitamin C ja bereits bekannt und es
stimuliert nachweislich das Immunsystem. Dafür regt
Vitamin C die körpereigenen Botenstoffe, die Interferonen,
an und das macht das Immunsystem stark gegen Viren.

- Magnesium ist ein weiteres mögliches natürliches
Hausmittel gegen die Gürtelrose. Das Multitalent greift
dabei an die Schmerzrezeptoren an und blockiert die
Weiterleitung des Schmerzes an das Gehirn. Auch hierzu
gibt es eine Studie, bei der rund 30 Minuten nach einer
Magnesium Infusion die Probanden über eine erhebliche
Schmerzlinderung berichteten. Eine Placebo-Gruppe
erhielt eine harmlose Kochsalz-Lösung und es gab kaum
Veränderungen im Schmerzempfinden. Besonders im
Zusammenhang mit der schmerzhaften Komplikation
Post-Zoster-Neuralgie wird Magnesium häufig empfohlen.
Es kann die entsprechenden Schmerzrezeptoren blockieren
und beruhigt so die Nerven.

- Enzyme sollen ebenfalls in der Lage sein, bei Gürtelrose
zu helfen. Vor allem die Peptidasen, wie Papain aus der
Papaya oder Bromelain aus der Ananas sowie Trypsin und
Chymotrypsin sind in der Lage Proteine zu spalten. Sie
wirken entzündungshemmende und können offenbar auch
Viren bekämpfen. Als wissenschaftlicher Nachweis wird
auch hier eine nicht näher benannte Studie aufgeführt, bei
der 192 Teilnehmer nach Gabe von Peptidasen über
ähnliche Erfolge wie bei der Behandlung der Gürtelrose
mit dem Virustatikum Aciclovir berichtet wird. Mehr noch,
bei der natürlichen Methode haben die Patienten keine
Nebenwirkungen zu befürchten. Die Enzym-Therapie soll
sich darüber hinaus auch positiv auf andere
Körperfunktionen auswirken.

- Der hohe Gehalt an Elenolsäure soll Olivenblattextrakt
ebenfalls zu einem wirksamen Hausmittel gegen Gürtelrose
machen. Es wurde laut der Quelle bereits erfolgreich in
Studien getestet und auch bei Pilzinfektionen und Grippe
eingesetzt. Die Hautpartien, die von der Gürtelrose

betroffen sind, heilen schneller aus und die Erreger konnten in kürzester Zeit unschädlich gemacht werden. Das Extrakt wird dafür auf ein Baumwolltuch aufgetragen und nach 1-2 Tagen bilden sich die Hautbläschen zurück. Auch zur inneren Anwendung ist dieses Hausmittel gegen Gürtelrose geeignet. In Kapselform kann sich ebenfalls der hohe Anteil von Oleuropein im Körper ausbreiten und seine optimale Wirkung entfalten. Der Gehalt sollte bei mindestens 15- bis 20 Prozent Oleuropein liegen.Olivenblatt gibt es als Arzneimittel auch in der Apotheke. Es wirkt harntreibend und leicht blutdrucksenkend.

- Der Vitamin-B Komplex ist überaus wichtig für unsere Nerven und ihre optimale Versorgung. Die Einnahme soll auch als perfekte Versorgung mit diesen Vitaminen die extremen Nervenschmerzen bei einer Gürtelrose lindern. Die Nerven können sich wieder regenerieren und das Risiko für eine solche Komplikation damit lindern oder die Symptome zumindest deutlich schwächen. Vitamin B12 ist ein vielseitiges Vitamin und an grundlegenden Stoffwechselprozessen in unserem Organismus beteiligt. Vor allem als Hydroxocobalamin kann Vitamin B12 oral als Kapseln bei der Gürtelrose helfen. Dafür werden ca. 4 Wochen lang 5000 bis 15000 µg empfohlen.

- Grüner Tee ist ein weiteres Hausmittel, dass bei Gürtelrose Linderung verspricht. Darin enthalten sind spezielle Antioxidantien (EGGG), die Viren und Bakterien abwehren können. Gesunde Zellen bleiben verschont und so ist deren Vermehrung unterbrochen. Eine bestehende Infektion kann dadurch gelindert werden. Schon ein halber Liter Grüner Tee pro Tag oder eine Kapsel mit dem konzentrierten Extrakt an Grünen Tee soll bereits helfen.

Bei einer äußeren Anwendung hilft der Tee die Bläschen auszutrocknen.

- Melissen Tee wird ebenfalls von einigen Experten als Hausmittel gegen Gürtelrose empfohlen. Der Tee enthält die ätherischen Öle der Heilpflanze, die äußerlich aufgetragen, die Bläschen schneller austrocknen lassen und damit das Ansteckungsrisiko mindern. Dafür einfach ein Tuch aus Baumwolle ca. 10 Minuten mit dem Tee tränken, auskühlen lassen und auf die betroffenen Hautpartien legen.

- Weitere Tees gegen Beschwerden der Gürtelrose: Neben Blutreinigungstees gibt es auch Hinweise auf Birke, Brennnessel, Schlehdorn, Löffelkraut und Nachtschatten als pflanzliche Hausmittel. Sie alle helfen, die Schlacke aus dem Organismus von Patienten zu transportieren, was am Ende zu einer schnelleren Abheilung der Bläschen führen sollen. Außerdem lassen sich damit Stoffwechselprozesse im Körper anregen, was widerum zu einer Stärkung des Immunsystems führt.

- Naturbelassener Honig, vor allem der Manuka-Honig, wird wegen seiner starke entzündungshemmenden Wirkung häufig bei Gürtelrose als Hausmittel angewendet. Dafür wird der Honig auf ein Baumwolltuch aufgetragen oder direkt auf die betroffenen Hautstellen getupft. Dank dem im Honig enthaltenen Enzym Glukoseoxydase, besitzt Honig antibiotische Fähigkeiten.

Vor allem Mikroorganismen die häufig bei entzündeter Haut oder Wundinfektionen zu finden sind, reagieren auf den Honig. Neben den bereits erwähnten Stoffen sind auch Flavonoide, Vitamin E, C und der B-Komplex, sowie

Kupfer, Zink und Aminosäuren im Honig enthalten. Die bakterielle Wirkung zeigt sich in einem beschleunigten Heilungsprozess bei Gürtelrose.

Wie lange dauert Gürtelrose

Bei der Gürtelrose ist vor allem viel Geduld von Betroffenen gefordert, denn die Heilung dauert ein paar Wochen. Im Allgemeinen verschwinden die juckenden Bläschen innerhalb von 5-7 Tagen. Im Vergleich zu Windpocken mit 1-2 Tagen ist hier die Heilungszeit schon recht lang. In 80% der Fälle treten die Blasen ca. 3-5 Tage nach der Reaktivierung oder Ansteckung auf. Die Symptome dabei sind sehr unterschiedlich und reichen von leichtem Fieber, über Müdigkeit, bis hin zu Starken Schmerzen im Rücken, Durchfall oder Berührungsschmerzen. Noch vor der Bildung der ersten Hausbläschen berichten ein Großteil der Erkrankten über ein allgemeines Krankheitsgefühl und allgemeine Abgeschlagenheit. Die Schmerzen an den Hautstellen treten kurz darauf das erste Mal auf. In Schüben bilden sich jetzt mit einem Abstand von 1-2 Tagen verschieden große Hautareale aus, auf denen die typischen Gürtelrose Blasen deutlich zu erkennen sind. Das Stadium der Ausbildung der mit Flüssigkeit gefüllten Bläschen dauert widerum ebenfalls 1-2 Tage.

Nach weiteren 2-4 Tagen verschmelzen die einzelnen Hautareale zu einem größeren zusammen und die Bläschen fangen an sich einzutrüben. Die Heilung hat jetzt begonnen. Der Prozess des Austrocknens kann 7 bis 12 Tage dauern, eine gelb-braune Kruste zeigt sich nun auf der Außenhülle. Das Bilden der Borke, -also der Kruste, kann aber je nach Fall zwischen 1 und 4 Wochen dauern und ist auch abhängig von der Lage der betroffenen Hautstellen. Bei chronischem Verlauf, beispielsweise bei Patienten mit geschwächtem Immunsystem, verzögert sich dieser Abheilungsprozess über mehrere Monate hinweg. Ansteckend ist der Patient bereits 1-2 Tage vor dem Auftreten der ersten Hautläsionen. Die Ansteckungsfähigkeit endet mit Verkrusten aller bläschenförmigen Hautstellen, das sind in der Regel 5-7 Tage nach Ausbruch.

Welche Ursachen hat Gürtelrose

Gürtelrose kann sowohl von psychischen als auch körperlichen Faktoren verursacht werden. Grundsätzlich handelt es sich bei der Krankheit um die Reaktivierung verbleibender Viren nach einer Windpocken-Erkrankung. Rund 90% der Bevölkerung sollen die Viren in sich tragen, doch nicht bei allen werden die in den Nervenbahnen eingenisteten Viren aktiviert. Als Nachlass der Windpocken gilt das Varizella-Zoster-Virus, dass auch noch Jahrzehnte nach der überstandenen Windpocken-Erkrankung wieder aktiv werden kann.

Da die meisten Menschen in ihrer Kindheit bereits einmal mindestens die Windpocken hat, geht man von einer hohen Rate an Personen aus, die das Virus in sich tragen, ohne davon etwas zu spüren. Doch das Virus schlummert nur scheinbar harmlos in unserem Körper. Es wartet nur auf die passende Gelegenheit wieder aktiv zu werden.

Anfällig sind besonders Menschen mit einem hohen Alter (ab ca. 60 Jahren), einem geschwächten Immunsystem sowie Patienten, die mit einer sehr anspruchsvollen und meist hoch toxischen Therapie behandelt werden. Das ist vor allem bei einer Krebserkrankung oder einer HIV-Therapie der Fall. Doch auch Menschen, die unter Stress und Ängsten leiden, haben ein hohes Risiko an Gürtelrose zu erkranken. Durch den Stress benötigt der Körper enorme Mengen an Energie, das wiederum führt zur überhöhten Ausschüttung von Stresshormonen. In Folge leidet das Immunsystem, Krankheiten und Infektionen haben leichtes Spiel.

Damit eine Gürtelrose entstehen kann, muss irgendwann vorher im Leben eine Windpocken-Erkrankung vorgelegen haben. Danach kann die Gürtelrose durch die Reaktivierung des Virus unter bestimmten Voraussetzungen ausbrechen. Aber auch die Ansteckung mit direktem Kontakt der virushaltigen Bläschen ist möglich. Allerdings muss auch hier eine vorherige Windpocken-Erkrankung vorgelegen haben.

Bei jeder Reaktivierung des Virus entsteht eine neue Gürtelrose, man kann sie also auch mehrmals im Leben bekommen. Das Erkrankungsrisiko steigt allgemein mit zunehmenden Alter, da die Immunkompetenz ab ca. 60 Jahren deutlich abnimmt. Die altersbedingte Abnahme ist geschlechterunabhängig, jedoch erkranken Frauen deutlich häufiger an Gürtelrose als Männer.

Die Post-Zoster-Neuralgie PZN ist die schlimmste Spätfolge und Komplikation der Gürtelrose. Nur eine frühe und effektive Therapie ist in der Lage jegliche Komplikation zu verhindern oder zumindest das Risiko dafür deutlich zu reduzieren. Bei dem Zoster ophthalmicus, der Gürtelrose am Auge, gibt es besonders häufig die Komplikation der Manifestierung und Entzündung der Bindehaut, Sklera, Hornhaut und Iris sowie einer Augenmuskellähmung.

Die Folgen zeigen sich vorwiegend im ersten Monat nach der Ansteckung und häufig ist auch die Nase mit betroffen. Patienten mit einer Gürtelrose am Auge oder der Nase sollten daher parallel zum Hausarzt auch immer von einem Facharzt untersucht werden. Der Zoster am Auge und der Nase gilt als Komplikation einer Gürtelrose, hier geht der Virus von normaler Haut an andere Areale unseres Körpers über. In diesem Fall das Auge und die Nase, wobei es vor allem um das Innere beider Organe geht.

Beim Zoster im Ohrenbereich tritt häufig eine Fazialislähmung, -also eine teilweise Lähmung der Gesichtsnerven auf. Allerdings ist diese Komplikation weniger selten als bei Gürtelrose am Auge. Auch hier gilt der Zoster als Komplikation einer Gürtelrose, denn der Virus tritt an einem wichtigen Sinnesorgan auf. Die medizinische Betreuung sollte durch einen Facharzt erfolgen, der ggf. mit dem Hausarzt zusammenarbeitet oder den Patienten allein betreut.

Grundsätzlich kommt es bei Erwachsenen häufiger zu Komplikationen als bei Kindern. Deren Verlauf einer Gürtelrose ist meist harmlos und die Erkrankung schnell vorbei. Während einer akuten Gürtelrose kann es zur Schädigung von Nervenbahnen kommen. Dann bestehen die Schmerzen auch über das Abheilen der Bläschen hinaus. Sind nach mehr als 3 Monaten nach Abheilung noch immer Schmerzen vorhanden, dann spricht der Mediziner von einer Post-Zoster-Neuralgie, bei der die Nerven in Mitleidenschaft gezogen worden sind.

Die Rate dieser schweren Komplikation liegt über den über 50jährigen bei 10%, bei über 80jährigen bei etwas 50%. Die Betroffenen berichten dann von nahezu unerträglichen und permanenten Schmerzen, die teilweise in die Körperregionen einschießen oder in Wellen auftreten. Die Schmerzattacken werden bereits durch leichteste Berührungen ausgelöst, auch das Anlehnen an einen Stuhl kann dazu führen. Die Schlafqualität leidet durch die Schmerzen, was häufig zu psychischen Problemen führt. Körper und Seele leiden gleichermaßen unter der folgenschweren Komplikation einer Gürtelrose. Bei 2 bi5 % der Erkrankten sind die Schmerzen auch nach mehr als einem Jahr vorhanden.

Bislang ist keine Heilung für das Leiden bekannt, gegen die Schmerzen erhalten die Betroffenen die herkömmlichen Schmerzmittel. Weitere Therapiemöglichkeiten sind elektrische Stimulation der Hautnerven oder örtlich betäubende Salben und Pflaster. Eine Psychotherapie kann beim Umgang mit den Schmerzen hilfreich sein. Besteht die Erkrankung länger als ein Jahr, dann ist eine Aussicht auf Heilung sehr gering.

Bei der Gürtelrose steht an erster Stelle der Besuch beim Arzt und eine eindeutige Diagnose. Wird die Gürtelrose diagnostiziert, verschreibt der Arzt in der Regel antivirale Mittel und Schmerzmittel. Doch neben den richtigen Arzneimitteln ist auch die richtige Hautpflege wichtig. Es werden desinfizierende Puder empfohlen, die verhindern, dass sich zusätzlich Bakterien auf die betroffenen Hautpartien ansiedeln. Kühlende feuchte Umschläge können Linderung bringen und sind zudem sehr wohltuend. Juckreiz kann damit gelindert werden. Antiseptische Lotionen, ggf. mit weiteren Eigenschaften wie austrocknend oder juckreizhemmend können ebenfalls angewendet werden.

Bei den Schmerzmitteln greifen Ärzte häufig zu den bekannten Mitteln mit Paracetamol oder Acetylsalicylsäure. Sie wirken zudem fiebersenkend. Sind die Schmerzen sehr stark, kann ein opiathaltiges Schmerzmittel verschrieben werden. Leiden Patienten längerfristig an den Schmerzen oder schränken die Schmerzen sie zu sehr ein, dann wird eine Schmerztherapie empfohlen. Unter Umständen kommt auch der Einsatz von Antidepressiva in Frage, da diese Mittel die Schmerzschwelle heraufsetzen.

Die wichtigste Gruppe der Medikamente bei einer Gürtelrose sind die Virostatika. Die antiviralen Mittel hemmen die Vermehrung der Viren und sind in der Apotheke unter den Namen Aciclovir, Valaciclovir, Foscarnet oder Brivudin bekannt. In der Regel verschreibt der Arzt diese Mittel in Form von Tabletten, das ist jedoch nur der Fall, wenn die Therapie innerhalb von 72 Stunden nach Auftreten des Hautausschlages beginnen kann. Ist die akute Phase der Gürtelrose bereits in vollem Gange, dann kann das Mittel auch per Infusion verabreicht werden. Es gibt Ausnahmen für die Behandlung von Gürtelrose mit Virostatika. Junge Menschen, bei denen keine schwere Form der Gürtelrose vorliegt, brauchen in der Regel kein solches Medikament. Bei ihnen ist kaum mit Komplikationen zu rechnen. Anders sieht es da bei den älteren Patienten aus.

Die antivirale Therapie ist bei allen Patienten mit Gürtelrose dringend angeraten, die älter sind als 50 Jahre, eine Gürtelrose im Gesicht, Hals oder Kopf haben, einen schweren Verlauf mit Zoster-Viren haben oder Menschen mit einem erhöhten Risiko für Komplikationen, etwa bei einer Immunschwäche. Es gibt noch weitere Arzneimittel, die bei einer Gürtelrose eingesetzt werden können. Zusätzlich zu den Virostatika verschreiben Ärzte häufig auch Kortison. Der Wirkstoff ist entzündungshemmend und reduziert die körpereigene Immunantwort. Leider liegen bisher keine zuverlässigen Studien über die Kombinationstherapie vor.

Starke Schmerzen bleiben nicht ohne psychische Belastungen für die Betroffenen. Daher kann es vor allem bei der schwerwiegenden Komplikation einer Post-Zoster-Neuralgie notwendig sein, ein Antidepressivum zu verschreiben. Das stimmungsaufhellende Medikament hilft den Betroffenen effektiv und erleichter den Umgang mit den Schmerzen.

Alternative Behandlungsansätze

Aus dem Bereich der alternativen Behandlungsmethoden steht noch die Akupunktur zur Verfügung. Sie kann unter Umständen Schmerzen und Juckreiz lindern, eine allgemeine Aussage über den Nutzen von Akupunktur bei Gürtelrose lässt sich derzeit aber nicht treffen. Das gilt ebenso für die sogenannte Transkutane elektrische Nervenstimulation, kurz TENS. Die Reizstromtherapie wird vom Physiotherapeuten angewendet. Vor allem zur Schmerz-, Muskel- oder Wundbehandlung kann TENS eingesetzt werden. Die elektrischen Impulse sollen die Erregungsleitung der Nervenfasern blockieren, dadurch wird der Schmerz nicht weitergeleitet. Eine Sitzung dauert in der Regel 15 bis 30 Minuten. Die Reizstromtherapie darf aber nie direkt auf Bläschen oder Pusteln verwendet werden.

Um das Austrocknen der Bläschen bei einer Gürtelrose zu beschleunigen, kann eine weiße Schüttelmixtur wie Lotio alba verwendet werden. Das Produkte gehört zu den dreiphasigen, hydrophilen Arzneiformen, die Fett, Wasser und Feststoff enthalten. Sie nehmen viel Wasser auf und wirken dadurch austrocknend.

Ihr Einsatz ist besonders in der nicht-akuten Phase der Gürtelrose empfehlenswert. Für die akute Phase steht ein transparentes farblose Zinkgel in der Apotheke zur Verfügung. Die Zinkpaste ist zweiphasig, lipophil und okkludierend, das bedeutet verschließend oder einschließend. Die Präparate werden 3-4 mal täglich auf die Hautstellen/Bläschen aufgetragen. Sobald Krusten sichtbar sind, wird die Aufweichung empfohlen. Auch hier stehen verschiedene Cremes und Salben bereit.

Behandlung einer Post-Zoster-Neuralgie

Jeder Patient ist individuell und so auch sein Krankheitsverlauf. Ist die akute Gürtelrose abgeheilt und leidet der Patient noch Monate oder sogar Jahre danach unter starken Schmerzen, dann spricht der Mediziner von einer Post-Zoster-Neuralgie. Die schmerzhafte Komplikation bedeutet für die Betroffenen häufig eine deutliche Einschränkung im Alltag und äußert sich mit stechenden, einschießenden und unklaren Schmerzattacken.

Nicht-opiode Schmerzmittel (Analgetika) wie Paracetamol oder Acetylsalicylsäure helfen hier meist nur bedingt. Häufig bleibt nur der Griff zu etwas stärkerem, den opioiden Schmerzmitteln wie Oxycodon oder Tramadol. Die verschreibungspflichtigen Medikamente werden nur bei starken und mittelstarken Schmerzen verschrieben.

Die individuelle Dosierung legt der Arzt fest und bespricht deren Anwendung und Dauer der Therapie ausführlich mit seinen Patienten. Sind die Schmerzen mittlerweile chronisch geworden, ist ein Schmerztherapeut oder eine Schmerzklinik der richtige Ansprechpartner um möglicherweise weitere Therapien zu besprechen oder durchzuführen.

Wie oft bekommt man Gürtelrose

Wer schon einmal eine Windpocken-Erkrankung
durchgemacht hat, kann theoretisch auch mehrmals eine
Gürtelrose bekommen. Grund dafür ist die Einnistung des
Zoster-Virus in den Nervenbahnen des menschlichen
Organismus. Dort kann das Virus über Jahre und
Jahrzehnte schlummern, ohne aktiv zu werden. Anderseits
kann es auch begünstigt durch bestimmte Faktoren
mehrfach aktiv werden.

Gürtelrose ohne Ausschlag

Wenn auch selten, aber es kann auch zu einer Gürtelrose
kommen, die nicht von Hautausschlag begleitet wird. Der
typische, schmerzhafte Hautausschlag fehlt komplett. Der
Fachausdruck dafür ist in der Medizin „Zoster sine
herpete". Hier fehlt es zwar an den sichtbaren Merkmalen
auf der Haut, jedoch leiden Patienten unter den
symptomatischen schmerzen und Empfindungsstörungen.
Auch bei diesem Krankheitsverlauf kann es zu
schwerwiegenden Komplikationen wie der Post-Zoster-
Neuralgie kommen.

Die Diagnose eines Zoster sine herpete ist weitaus
komplexer und daher häufig vor allem im Anfangsstadium
nicht erkannt. Hier kann nur der direkte Erregernachweis,
der Antigennachweis, die sichere Diagnose stellen.
Manchmal muss auch eine Zellkur angelegt werden, damit
das Virus nachgewiesen werden kann. Ein zu spätes
Erkennen der Gürtelrose bei fehlendem Hautausschlag
führt überdurchschnittlich oft zu ernsten Komplikationen
und Spätfolgen. Neben der beschriebenen Post-Zoster-

Neuralgie können das auch Nervenschäden und bleibende
Nervenausfälle sein, sowie Gehirn- und
Hirnhautentzündungen. Die Therapie wird ebenfalls mit
Virostatika eingeleitet, Schmerzmittel lindern starke und
mittlere Schmerzen.

Impfung gegen Gürtelrose

Ab einem Alter von 50 Jahren geht man davon aus, haben
alle Erwachsenen in Deutschland mindestens einmal die
Windpocken gehabt. Das Varizella-Zoster-Virus nistet sich
dann in einer der zahlreichen Nervenbahnen ein und
aktiviert sich in Form von Gürtelrose. Vor allem bei
immungeschwächten und älteren Menschen kann die
Gürtelrose schwerwiegende Komplikationen nach sich
ziehen. Neben dem schmerzhaften Ausschlag ist je nach
befallener Hautregion auch das Auge und die Sehkraft
bedroht, Gesichtslähmungen können auftreten und vor
allem die Post-Zoster-Neuralgie ist weit verbreitet. Dabei
sind die Nerven nachhaltig so stark durch die Gürtelrose
bzw. den Zoster-Virus geschädigt, dass die Betroffenen
und chronischen starken Schmerzen leiden.

Um die Komplikationen und Folgeerkrankungen
einzudämmen, hat die Ständige Impfkommission des
Robert-Koch-Institutes eine Impfempfehlung
herausgegeben. Damit können sich folgende Personen
gegen Gürtelrose impfen lassen:

- Alle Personen ab 60 Jahren

- Alle Personen ab 50 Jahre, bei denen das Immunsystem

durch Krankheit oder eine Behandlung stark geschwächt ist

- Alle Personen ab 50 Jahre, mit Diabetes, rheumatoider Arthritis, chronisch entzündlichen Darmerkrankungen, Asthma sowie COPD, die chronisch obstruktive Lungenerkrankung

In Deutschland sind zwei unterschiedliche Impfstoffe gegen Herpes zoster zugelassen und die Kosten hierfür werden von den gesetzlichen Krankenkassen übernommen.

1) Der Herpez-zoster-Lebendimpfstoff (Zostavax®) enthält abgeschwächte Zoster-Viren und wird nicht als Standardimpfstoff empfohlen. Er eignet sich nicht für Personen mit einem geschwächte Immunsystem, sowie für Personen mit einer Immunschwäche oder einer immunsuppressiven Therapie. Das Präparat wird in Form von Pulver und Lösungsmittel zur Herstellung einer Injektionssuspension verkauft. Der Impfstoff kann nicht zur Behandlung einer bestehenden Gürtelrose verwendet werden. Ebenso eignet er sich nicht für die Behandlung von Schmerzen bei bestehender Gürtelrose. In den USA wird dieser Impfstoff standardmäßig verwendet.

2) Der Herpes-zoster-Totimpfstoff (Shingrix®)enthält nur Teile des Zoster-Virus und wird seit Dezember 2018 von der Ständigen Impfkommission STIKO als Standardimpfung empfehlen. Außerdem kann dieser Impfstoff verwendet werden, um Personen zu impfen, die eine erhöhte gesundheitliche Gefährdung für das Auftreten eines Herpes zoster infolge einer Grundkrankheit haben oder für Personen mit einer angeborenen oder erworbenen

Immunsuppression. Der Impfstoff dient der Vorbeugung von Gürtelrose, nicht aber dem Schutz vor Windpocken. Der Totimpfstoff wird von der STIKO deshalb standardmäßig empfohlen, da er wirksamer ist und einen länger anhaltenden Schutz gegen Gürtelrose bietet als der Lebendimpfstoff.

Wie oft muss ich zur Gürtelrose Impfung

Wer einen sicheren Impfschutz gegen Gürtelrose erhalten will, muss 2 Impfstoffdosen erhalten. Im Abstand von 2 bis maximal 6 Monaten werden diese intramuskulär verabreicht. Seine Wirksamkeit wurde in zwei anerkannten Studien nachgewiesen. Die Ergebnisse im Einzelnen:

- Nach der Impfung lag der Schutz vor dem Auftreten der Gürtelrose bei den Personen über 50 Jahre bei 92%. 82% der geimpften Personen haben auch keine postherpetische Neuralgie als Folgeerkrankung einer Gürtelrose bekommen. Bei den über 70 jährigen betrug der Schutz vor Herpes zoster nach einer Impfung noch immer bei über 90%.

Ist die Gürtelrose Impfung sicher

Bei etwa jeder 10. geimpften Person, die den Herpes-zoster-Totimpfstoff erhielt, kam es zu Nebenwirkungen wie Fieber, Müdigkeit, Kopfschmerzen oder Rötungen und Schwellungen an der Injektionsstelle. Über schwere Nebenwirkungen oder das Auftreten von Autoimmunerkrankungen gab es in den Studien keine Anzeichen. Die beschriebenen Nebenwirkungen sind meist von kurzer Dauer und lassen sich wie bei jeder Impfung nicht vollständig verhindern. Die zweite Impfdosis sollte trotz der auftretenden Nebenwirkungen unbedingt fortgesetzt werden, da es sonst zu keinem vollständigen Impfschutz kommt. Die Impfung sollte stets zu einem Zeitpunkt erfolgen, an der die akuten Symptome einer Gürtelrose vorüber sind und die Symptome deutlich abgeklungen sind. An Gürtelrose kann jeder Mensch auch mehrfach in seinem Leben erkranken.

Es ist nicht notwendig vor der Impfung abzuklären, ob bereits eine Windpocken-Erkrankung in der Vergangenheit vorlag, da man davon ausgeht, dass rund 90% der erwachsenen Bundesbürger über 50 Jahre bereits die Windpocken hatte. Laut Medizinern ist es zwar möglich, aber ausgesprochen selten, mehr als eine akute Gürtelrose zu bekommen. Die Wahrscheinlichkeit ein sogenanntes Rezidiv zu erleiden, liegt bei gesunden Menschen bei knapp 2% nach 2 Jahren und 6% nach 8 Jahren.

Gegenüberstellung der beiden Impfstoffe gegen eine Gürtelrose:

Shingrix

- Verfügbar seit 2018, enthält inaktive Virenbestandteile des Varicella-Zoster-Virus

- Für Menschen ab 50 Jahre und für Patienten mit angeborener oder erworbener Immunschwäche

- Effektiver Schutz bei Personen ab 50 Jahre für Herpes zoster und chronische Nervenschmerzen (postherpetische

Neuralgie)

- 92%iger Schutz vor Herpes zoster und 82%iger Schutz vor postherpetischer Neuralgie

- Langanhaltender Impfschutz, bei 70 jährigen etwa noch 90%

- Kein Signal für schwere Nebenwirkungen oder das Auftreten von Autoimmunerkrankung

- Leichte Nebenwirkungen für 1-2 Tage

- 2malige Impfung intramuskulär am Oberarm

- Mindestens 2 und maximal 6 Monate Abstand zwischen den beiden Impfdosen

- Schutzdauer laut Studien liegt bei 4 Jahren, Hinweise auf längeren Impfschutz liegen seit kurzem vorausgegangenen

Zostavax

- Verfügbar seit 2013, enthält abgeschwächte Lebendviren des Varicella-Zoster-Virus

- Für Menschen ab 50 Jahre zugelassen, außer sie leiden unter einer deutlichen Immunschwäche etwa durch Aids, eine Autoimmunkrankheit oder Leukämie

- Das Immunsystem der Patienten reagiert mit zunehmendem Alter immer schwächer auf die Impfungen

- Etwa jeder zehnte leidet an Nebenwirkungen wie gerötete Haut an der Einstichstelle und den angrenzenden Muskelpartien sowie Gelenken.

- Bei 10 bis 100 von 1000 Geimpften treten allergische Reaktionen mit verstärktem Juckreiz und Bläschenbildung auf

- Einzelfälle berichten von schweren allergischen Reaktionen mit Herzrasen, Atemnot und Schwindel

- 1malige Impfung intramuskulär in den Oberarme

- Schutzdauer beträgt ca. 5 Jahre

- Unklar, ob die Schutzdauer länger anhält

- Der Impfstoff bietet keinen 100%igen Schutz

- Laut der STIKO ist die generelle Impfung der über 50jährigen mit diesem Wirkstoff wenig sinnvoll.

Die Zweitinfektion nach den Windpocken ist während der Schwangerschaft zwar sehr unangenehm und schmerzhaft, es besteht jedoch keine Gefahr für das Ungeborene. Allerdings gibt es denn Fall, dass die werdende Mutter in ihrer Kindheit nicht an den Windpocken erkrankt war und deshalb nicht gegen das Varicella-Zoster-Virus immun ist. Ihr Ansteckungsrisiko ist sehr hoch, da sie sich sowohl bei den an Windpocken, als auch bei den an Gürtelrose erkrankten Patienten anstecken kann.

Und genau hier liegt das Risiko für das Baby, denn das Windpocken-Virus kann in das mütterliche Blut gelangen und dem ungeborenen Kind gefährlich werden. Es kann zu Fehlbildungen, Organstörungen oder auch neurologischen Erkrankungen beim Kind kommen. Vor allem die Ansteckung der Mutter kurz vor der Geburt birgt hohes Risiko.

Eine lebensbedrohliche Infektion des Babys kann hier auftreten. Wenn die Mutter wissentlich noch nicht immun gegen die Windpocken ist, sollte sie den Kontakt zu Erkrankten und deren Umfeld möglichst vermeiden. In der ersten Hälfte der Schwangerschaft besteht im Falle eine Ansteckung nur ein sehr geringes Infektionsrisiko.

Nur bei 1-2 % der Fälle geht die Infektion überhaupt auf das Ungeborene über. Kommt es dann aber doch zu einer Ansteckung wurden in klinischen Studien vor allem über Fehlbildungen der Gliedmaßen, Augendefekte, Hautvernarbungen und Wachstumsstörungen berichtet. Weitaus gefährlicher ist die Ansteckung der werdenden Mutter mit den Windpocken, hier droht akute Gefahr für

Mutter und Kind. Windpocken-Erkrankungen bei Erwachsenen verlaufen darüber hinaus auch häufig mit Komplikationen wie einer Lungenentzündung. In der zweiten Hälfte der Schwangerschaft besteht kaum noch Gefahr, dass sich das ungeborene Kind mit Windpocken ansteckt. Laut Medizinern gilt diese Aussage bis ca. zur 37. Schwangerschaftswoche.

Gefahr für Schwangere

Bei geringstem Verdacht auf Windpocken oder Gürtelrose sollten Schwanger auf jeden Fall direkt ihren Frauenarzt aufsuchen. Er kann aus spezifische Antikörper untersuchen und feststellen, ob eine Behandlung notwendig ist. In manchen Fällen wird versucht, die Geburt so lange wie möglich hinaus zu zögern, damit die Behandlung auch beim Kind dazu führt, dass sich Antigene bilden können.

Auch Frauen, die planen schwanger zu werden, und nicht über einen Immunschutz gegen das Varicella-Zoster-Virus verfügen, sollten unbedingt mit ihrem Arzt sprechen und sich impfen lassen. Eine Impfung während der Schwangerschaft ist wegen einer möglichen Gefährdung in den meisten Fällen nicht ratsam, der Arzt kann hierzu aber genauere Aussagen treffen.

Aus der Pflanzenheilkunde gibt es auch einige Hilfsmittel sowie ätherische Öle, die vor allem gegen die heftigen Schmerzen der Post-Zoster-Neuralgie helfen sollen.

Hierzu gehören die folgenden Mittel:

- Capsaicin in Salbenform oder als Pflaster. Capsaicin ist ein Bestandteil des Chili-Pfeffers und dämpft die Erregbarkeit von Nervenzellen. Damit können die Nervenschmerzen der Gürtelrose gemildert werden. Das Pflaster eine halbe Stunde wirken lassen,bevor es wieder entfernt wird. Die Pflaster sollten genau auf die Stellen geklebt werden, bei denen die Haut, wenn mit einem Wattestäbchen darüber gestrichen wird, besonders schmerzt. Das ist wichtig, damit der Stoff nur auf den betroffenen und nicht auf den gesunden Hautarealen wirkt. Der Arzt ist vor der Behandlung unbedingt zu rate zu ziehen, das gilt vor allem für Diabetiker. Als mögliche Nebenwirkungen bei Capsaicin-Pflastern sind nur akute Rötungen oder Schmerzen bekannt.

- Pelose-Heilschlamm ist ebenfalls zur Linderung der Beschwerden bei Gürtelrose geeignet. Die ausleitende Heilerdepackung wird mit Wasser angerührt und dann auf ein Kompressentuch gestrichen. Die Kompresse muss dann täglich so lange auf die befallene Haut gestrichen werden, bist der Brei getrocknet ist. Die Packung wirkt kühlend und bindet die Giftstoffe in der erkrankten Haut. Die Anwendung kann mehrmals täglich angewendet werden. Auch Kompressen mit Franzbranntwein oder

Klosterfrau Melissengeist können gegen die Schmerzen helfen.

- Ganzkörperwaschungen mit unverdünntem Apfelessig sowie Packungen aus Apfelessig, Mais- oder Kartoffelmehl werden ebenfalls als gutes Heilmittel gegen Gürtelrose empfohlen. Der Apfelessig unterstützt die Wundheilung und verringert den Juckreiz. Apfelessig im Verhältnis 1:1 mit Wasser mischen und mit einem Wattebausch auf die betroffenen Gebiete auftragen, dann den Apfelessig trocknen lassen. Mehrmals täglich wiederholen, bis der Hautausschlag abgeheilt ist.

- Lavendel, Kamille oder Eukalyptus können als 20%ige Lösung 3 bis 4 mal täglich auf die betroffenen Hautpartien getupft werden. Teebaumöl kann ebenfalls helfen, einfach auf ein Wattestäbchen auftragen und die entzündeten Bläschen einmal täglich damit abtupfen. Das ätherische Teebaumöl wirkt entzündungshemmend und antiviral.

Homöopathische Mittel

Die Symptome des Herpes-Zoster kann sehr gut mit homöopathischen Arzneimitteln behandelt werden. Wie ind er klassischen Homöopathie üblich ist für die Wahl der richtigen Arznei entscheidend, welche Ausprägungen die Beschwerden haben. Grundsätzlich gibt es folgende Empfehlungen:

Rhus toxicodendron, Potenz D12, Dosierung jeweils 5
Globuli, 3 mal täglich bei Herpes mit brennendem Juckreiz

Mezereum, Potenz D12, Dosierung jeweils 5 Globuli, 3 mal
täglich bei Herpes mit wellenartig bohrenden und
brennenden Schmerzen, ähnlich wie bei Verbrühungen

Ranunculus bulbosus, Potenz D12, Dosierung jeweils 5
Globuli, 3 mal täglich, bei Herpes mit stechendem
juckenden Brennschmerz

Schüßler Salze

Die Schüßler Salze harmonisieren den Mineralhaushalt und
können die Beschwerden bei Gürtelrose lindern.
Empfohlen werden

- Salz Nr. 5, Kalium phosphoricum. Es unterstützt die
Regenerierung der Nervenzellen beziehungsweise regt
deren Neuentstehung an.

- Salz Nr. 7, Magnesium phosphoricum, ebenfalls
unterstützend bei der Regenerierung der Nervenbahnen.

- Salz Nr. 8, Natrium chloratum, das Salz hilft beim
Ausschwemmen von Giftstoffen.

Alle Salze sollen jeweils einmal täglich eingenommen
werden, dafür 2-3 Tabletten langsam im Mund zergehen
lassen. Das Salz Nummer 8 kann auch mit Wasser zu
einem zähen Brei verrührt werden, der direkt auf die
entzündeten Hautstellen aufgetragen wird.

Gürtelrose spirituelle Bedeutung

In der spirituellen Welt hat die Gürtelrose die Bedeutung, dass eine innere Spannung bei den Betroffenen herrscht. Es wird davon ausgegangen, dass diese Spannung in Verbindung mit Ungewissheit und einer Unentschiedenheit steht. Die entstehenden Schmerzen bei der Gürtelrose resultieren aus inneren Aggressionen, die noch nicht frei gesetzt wurden. Auch Wut auf den Partner kann in der spirituellen Weltanschauung hinter der Gürtelrose stecken.

Für die Kopf- und Augen-Gürtelrose gibt es noch die zusätzliche Bedeutung, dass der Hintergrund ein Verlustschmerz sein kann, der dem Betroffenen aber bisher nicht bewusst ist. Aus Sicht der Tierkreismedizin steht die Verbindung über den Kiefer zum Widder. Er repräsentiert den Kopf des Menschen und die Gürtelrose im Gesicht soll gleichbedeutend mit dem Gesichtsverlust zu einem bestimmten Thema stehen.

Ist eine Gürtelrose meldepflichtig

Da die Gürtelrose in direkter Verbindung zu Windpocken steht, fragen sich viele, ob die Erkrankung meldepflichtig ist. In Deutschland ist jedoch allein das klinische Bild der Varizellen meldepflichtig. Es ist jedoch nicht möglich, zwischen Windpocken und Gürtelrose im klinischen Blutbild zu unterscheiden. Dafür wird ein meldepflichtiger Labornachweis des Varicella-Zoster-Virus benötigt. Eine generelle Meldepflicht für Ärzte und Laboratorien für Gürtelrose ist nicht vorgeschrieben. Die Gürtelrose wird als Folgeerkrankung der Windpocken angesehen und nur der direkte oder indirekte Nachweis des Varicella-Zoster-Virus ist meldepflichtig. Die Meldung geht an das Gesundheitsamt nach § 6 Abs. 1 Nr. 1 IfSG und muss spätestens 24 Stunden nach erlangter Kenntnis dort vorliegen. Bei einer akuten Infektion mit dem Varicella-Zoster-Virus wird der Patient dort namentlich gemeldet.

Psychische Ursachen für Gürtelrose

Steht der Mensch unter Stress, dann befindet sich auch seine Immunabwehr unter Stress und erledigt seine Aufgabe nicht immer zuverlässig. Gestresste Menschen sind deshalb häufig anfällig für Infektionen, Krankheiten oder zeigen stressbedingte Symptome wie Schlafmangel oder Bewegungsmangel. All das führt dazu, dass sich Viren im Körper nicht nur leicht vermehren, sondern auch leichter aktivieren können. Stress kann auf kurzer Zeit gesehen die Leistung eines Menschen durchaus erhöhen. Irgendwann jedoch muss die verlorengegangene Energie wieder aufgeladen werden. Ein daueraktiver Zustand macht krank und ist gleichzeitig die körpereigene Abwehr am Boden, kommt es vermehrt zu Krankheiten. Es ist erwiesen, dass es besonders nach psychisch belastenden Stresssituationen zum Ausbruch des Herpes Zoster kommt. Während in der Vergangenheit vor allem Personen über 60 Jahre an Gürtelrose litten, trifft es immer mehr Jüngere. In Deutschland erkranken jährlich ca. 250.000 bis 300.000 Menschen an der schmerzhaften Infektionskrankheit. Stress wird dabei immer häufig als eine der auslösenden Ursachen angenommen. Das enge Zusammenspiel von Seele und Haut ist schon lange bekannt. Emotionale und psychische Probleme und

Konflikte, die uns belasten, können sogenannte psychosomatische Beschwerden auslösen. Um den möglichen seelischen Ursachen auf die Spur zu kommen, ist eine enge Zusammenarbeit mit dem behandelnden Arzt notwendig. Dort wird auch die Frage geklärt, ob sich Veränderungen im sozialen oder beruflichen Umfeld kurz vor Ausbruch der Gürtelrose ergeben haben. Zahlreiche Studien haben sich bereits mit dem Thema von psychischen Krankheiten und Hautinfektionen beschäftigt.

Das Gehirn arbeitet eng mit dem Immunsystem zusammen und von dort werden auch zahlreiche Hormone produziert und gesteuert. Unsere Gefühlslage ist durchaus in der Lage den Verlauf von zahlreichen Hautkrankheiten zu beeinflussen. In akuten Fällen kann es hilfreich sein, neben der hautärztlichen Behandlung eine begleitende Psychotherapie durchzuführen. Linderung bei Schmerzen kann auch Autogenes Training, die Progressive Muskelentspannung oder Qi Gong bringen.

Eine bestehende Depression erhöht das Risiko an Herpes zoster zu erkranken. Außerdem empfinden gemütskranke Patienten die Schmerzen, die während der Gürtelrose auftreten, als deutlich stärker. In einer Studie aus den USA wurde nachgewiesen, dass Patienten mit einer starken Depression über deutlich weniger Immunzellen verfügten, wie die gesunde Vergleichsgruppe. Daher wird heute in einigen Fällen die Gürtelrose auch mit einem Antidepressiva behandelt. Körperliche und psychische Abwehr hängen zusammen und es muss Ziel einer ganzheitlichen Therapie sein, sie gemeinsam zu stärken.

Die Gürtelrose an sich ist schon meist schmerzhaft und unangenehm. Die Folgen können lebenslange Nervenschmerzen wie bei der Post-Zoster-Neuralgie sein. Sie kommt in rund 10% der Fälle vor und bleibt meist ein Leben lang. Darüber hinaus gibt es je nach Zoster und Hautareal weitere Komplikationen bei der Gürtelrose:

- Die kosmetischen Folgen sind meist klein und äußern sich in Form von Pigmentstörungen, kleinen Narben oder dunklen Stellen. Vor allem wenn die Wundrose nicht richtig ausheilt oder sich infiziert kann es zur Narbenbildung kommen.

- Ist die Gürtelrose am Kopf, quält den Betroffenen nicht nur der juckende Hautausschlag, sondern vor allem die Schädigung der dort verlaufenden Nervenbahnen droht. Das trifft dann die Sinnesorgane des Kopfbereiches und kann bleibende Schäden verursachen.

- Gürtelrose im Gesicht, hier kommt es häufig zu Beeinträchtigungen des Gesichtsnervs mit einer Lähmung der mimischen Muskulatur. Meist ist die Lähmung nur von kurzer Dauer, in selten Fällen aber auch längerfristig. Da der Gesichtsnerv auch einen Teil der Zunge einnimmt, kann es bei dieser Gürtelrose auch zum Verlust des Geschmackssinns kommen.

- Gürtelrose am Auge ist grundsätzlich als sehr gefährlich einzustufen und häufig mit Komplikationen oder Spätfolgen verbunden. Über den Sehnerv gelangen die

Viren ins Auge und dort droht ein Befall der Hornhaut und
der Iris, was anschließend zur partiellen oder kompletten
Erblindung führt.

- Gürtelrose am Ohr ist dann gefährlich, wenn der Virus
den Hörnerv befällt. Dann kommt es zu Schwerhörigkeit
oder Taubheit. Auch das Gleichgewicht kann gestört sein,
denn die versorgenden Nerven werden in Folge des Virus
geschädigt. Bei 60% der Betroffenen kommt es zu einer
Lähmung des Gesichtes (Faszialsparese). Der Nerv
entspringt im Gehirn und wird deshalb zu den Hirnnerven
gezählt. Die Lähmung tritt meist plötzlich und völlig
überraschend auf. Symptome sind unverständliche Sprache
und das Unvermögen ein Auge zu schließen.

Sind die Funktionen des Gesichtsnervs gestört, drohen
schwerwiegende Folgen. Außerdem entstellt eine Lähmung
des Gesichtsnervs häufig das gesamte Gesicht. Das führt
zu einer psychisch extrem belastenden Situation für die
Betroffenen. Es gibt die periphere Lähmung, bei der meist
die komplette Gesichtshälfte inklusive Stirn und Augen
nicht mehr bewegt werden kann. Auch das Runzeln der
Stirn gelingt nicht mehr.

Bei der zentralen Lähmung kann der Betroffene noch die
Stirn runzeln, während der Rest der betroffenen
Gesichtshälfte gelähmt ist. Weitere Symptome sind kleine
rote Bläschen im Gehörgang, starke Schmerzen im Ohr,
Schwerhörigkeit und Gleichgewichtsstörungen. Die
Therapie erfolgt meist mit Medikamenten oder einem
operativen Verfahren. Unter einer Kortisontherapie
verschwindet die Gesichtslähmung bei rund 90% der
Patienten.

- Gürtelrose im zentralen Nervensystem. Auch das Gehirn und das Rückenmark können von dem Varicella-Zoster-Virus befallen werden. Das passiert vor allem bei Patienten mit stark eingeschränktem Immunsystem, beispielsweise nach einer Organtransplantation, einer erworbenen Immunschwäche oder in Folge von Blutkrebs. Medizinisch gesehen ist aber jeder Befall des zentralen Nervensystems mit dem Varicella-Zoster-Virus als lebensbedrohlich einzustufen und bedarf einer unmittelbaren intensivmedizinischen Versorgung. Folgende Zoster-Arten können vorkommen:

a) Zoster-Meningitis, hier sind die Hirnhäute betroffen. Der Erreger wandert über die Nervenbahn in das Rückenmark und von da aus in die Hirnhaut. Zunächst bemerken die Patienten starke Kopf- und Gliederschmerzen, später dann erhöhte Temperatur und ein allgemeines Krankheitsgefühl.

Abgeschlagenheit und Müdigkeit treten ebenso auf. Die Nackensteifheit ist ein charakteristisches Merkmal der Zoster-Meningitis. Der Kopf kann weder auf noch ab bewegt werden. In der Folge treten auch epileptische Anfälle, Störungen der Hörfähigkeit, sowie anhaltendes Schwindelgefühl und übermäßige Schläfrigkeit.

b) Zostermyelitis, der Virus hat das Rückenmark befallen und es hat sich eine Entzündung gebildet. Es kommt zu Blasen- und Mastdarmstörungen, sowie querschnittsartige Sensibilitätsstörungen. Der Verlauf ist meist günstig und es sind nur leichte Folgeschäden zu erwarten. Diese Komplikation der Gürtelrose trifft mehr Frauen als Männer und zeigt sich vor allem bei Personen über 60 Jahre. Die Symptome sind ähnlich wie bei einer Entzündung der

Rückenmarkshäute und die Diagnose muss von einem Facharzt erfolgen. Sicherheit kann nur ein bildgebendes Verfahren geben, auf dem sich die Verdrängung des Rückenmarks zeigt. Rund 20% der Gürtelrose Patienten leidet an dieser Komplikation, die nicht nur die Lebensqualität erheblich einschränkt. Bisher gehen Mediziner davon aus, dass die Viren die körpereigenen Abwehrmechanismen stimulieren und die eigenen Abwehrzellen das Rückenmark angreifen.

Anfänglich beschreiben Betroffene grippeähnliche Symptome im zeitlich engen Zusammenhand. Weitere typische Beschwerden sind Schwächegefühl, Fehlfunktion von Blase und Darm sowie Probleme der Sensibilität. Einige Patienten reagieren vermindert auf thermische Reize oder Schmerzen, klagen über Taubheitsgefühle und auch Wahrnehmungsstörungen werden berichtet.

Komplikationen bei der Behandlung kommen vor allem bei älteren und immunschwachen Personen vor. Die endgültige Diagnose kann einige Zeit in Anspruch nehmen, da die Symptome schwer von einer Entzündung der Rückenmarkshäute zu unterscheiden sind. Daher gilt die Zostermyelitis als eine schwer abgrenzbare Komplikation der Gürtelrose. Zur Therapie werden virenhemmende Medikamente verabreicht, danach verschreibt der Arzt weitere Mittel zur Behandlung der Symptome.

c) Zoster-Enzephalitis, dabei ist das Gehirn selbst betroffen. Unter allen durch Viren ausgelöste Entzündungen des Gehirns sind ungefähr 5- bis 10 Prozent auf eine Infektion mit dem Herpes-Zoster-Virus zurückzuführen. Sowohl Männer als auch Frauen erkranken an dieser seltenen Form der Gürtelrose, es scheint auch keine regionale Einschränkung zu geben. Aber vor allem zwischen dem 20. und 30. Lebensjahr infizieren sich Menschen am häufigsten mit dieser Komplikation. Die Erreger gelangen über das Nervensystem in das Gehirn, es kommt zu einer Gehirnentzündung der seitlichen Teile.

Dort sitzen im lymbischen System vor allem die Teile für die Gedächtnisbildung und die Bildung der Emotionen. Die Behandlung erfolgt mit Virostatika wie Aciclovir. Wird das Virostatikum frühzeitig eingesetzt, dann liegt die Sterblichkeit der Patienten bei unter 20%. Auch bei erfolgreicher Therapie leiden mehr als die Hälfte der Betroffenen an dauerhaften neurologischen Schäden wie epileptische Anfälle, Störungen des Gedächtnisses oder Änderungen der Persönlichkeit.

- Gürtelrose im gesamten Nervensystem kommt zwar extrem selten vor, kann aber ebenfalls auftreten. Der Zoster generalisatus ist unmittelbar lebensbedrohlich, muss schnellstmöglich behandelt werden und tritt vor allem bei Patienten mit stark eingeschränkter Immunabwehr auf. Dieser Zoster ähnelt in seiner Symptomatik einer Windpockeninfektion. Doch die Gürtelrose befällt dann die Nerven sowie lebenswichtige Organe. Typischerweise bekommen Patienten ein starkes Krankheitsgefühl und Fieber über 40 Grad Celsius.

Welche Medikamente helfen

Die akuten Schmerzen, die bei der Gürtelrose symptomatischen auftreten, werden in der Regel mit handelsüblichen Schmerzmitteln wie Paracetamol oder ASS behandelt. Die Schmerztherapie ist Teil der Behandlung, denn sie können bei Herpes Zoster stark sein und die Betroffenen in ihrem Alltag deutlich einschränken. Wenn die klassischen Schmerzmittel nicht ausreichen, dann können zusätzlich Opioide verschrieben werden.

Auch der Einsatz von krampflösenden Antikonvulsiva sind angesagt, damit wird die Aussendung von Schmerzimpulsen verlangsamt. Um die Schmerzschwelle von Betroffenen zu erhöhen, können auch Antidepressiva eingesetzt werden. Um die postzosterische Neuralgie zu verhindern, gibt es seit kurzem neue Ansätze. Ein Epilepsiemittel soll tatsächlich die schwere Komplikation bei Gürtelrose verhindern können. Um diese Aussage zu belegen, sind aber weitere Untersuchungen und Studien notwendig.

Antivirale Medikament sind wichtig, um möglichst früh gegen die Gürtelrose vorzugehen. Innerhalb on 72 Stunden nach Auftreten der ersten Hautveränderungen ist der ideale Zeitpunkt, denn danach vermehren sich die Viren deutlich weniger und der Patient befindet sich bereits in der Heilungsphase. Allerdings sind diese Medikamente für die Behandlung der Symptome im Einsatz. Sie wirken nicht prophylaktisch, können aber den Juckreiz lindern und die Schmerzen kontrollieren. Erhältlich sind die Mittel oral als Tabletten oder als Infusion. Je früher medikamentös behandelt wird, umso kürzer ist die Infektion und die Wahrscheinlichkeit von Komplikationen sind deutlich ab.

Die am häufigsten eingesetzten Virostatika:

Aciclovir, 3-5 mal täglich

Das Medikament wurde 1979 patentiert und weist eine gute

Wirksamkeit gegen Herpes-Viren auf. Schwere Nebenwirkungen sind selten. Der Wirkstoff dringt in die infizierten Zellen ein und verhindert dass sich weiteres Viren-Erbgut fadenförmig bilden kann. Das unvollständige Erbgut des Varicella-Zoster-Virus wird dann eingekapselt und mit einer Hülle umschlossen. Weitere Viren können nicht entstehen und der Körper scheidet den Wirkstoff anschließend fast vollständig über die Nieren aus. Meist reichen wenige Tage zur Behandlung mit der Salbe aus. Für stationäre Patienten steht auch eine Infusionslösung zur Verfügung.

Famciclovir, 3-5 mal täglich

Das antivirale Medikament hemmt die Vermehrung der Viren und kann oral in Form von Filmtabletten eingenommen werden. Es ist gut verträglich und Nebenwirkungen treten nur selten und mit geringer Intensität auf. Die Therapie erstreckt sich über 7 Tage, allerdings muss die genaue Dauer und Dosierung immer mit dem behandelnden Arzt abgesprochen werden. Zu den häufigsten Nebenwirkungen gehören Kopfschmerzen, Schwindel, Übelkeit und Erbrechen.

Valaciclovir, 3-5 mal täglich

Der Wirkstoff wurde erstmals 1995 in der Schweiz zugelassen und stellt eine Verbesserung des Medikamentes Aciclovir dar. Aktiviert durch die Stoffwechselprozesse im Körper werden Enzyme gebildet. Dieses baut sich in das Erbgut des Virus ein und hemmt dort die Replikation. Das Virus stirbt daraufhin ab und der Wirkstoff wird über die Nieren ausgeschieden. Die

Dauer wird individuell mit dem Arzt abgesprochen, beträgt aber in der Regel 7 Tage. Ist die Gürtelrose dann noch nicht komplett ausgeheilt, entscheidet der Arzt über eine Weiterbehandlung. Gegenüber Aciclovir wird dieser Wirkstoff besser im Darm resorbiert und besitzt eine höhere Bioverfügbarkeit. Durch die höhere Plasmakonzentration benötigt der Patienten eine niedrigere Dosis, was das Risiko für Nebenwirkungen reduziert. Zu den Nebenwirkungen gehören Verwirrtheit, Erbrechen, Kopfschmerzen, Übelkeit oder Bauchschmerzen.

Brivudin, 1mal täglich

Der Wirkstoff eignet sich nur für Patienten in der Frühphase des Herpes zoster. Für Personen mit eingeschränktem Immunschutz ist es nicht zugelassen. Das Original ist seit dem Jahr 2000 auf dem Markt und auch ein Generika ist erhältlich. Brivudin beschleunigt die Abheilung der Läsionen und verhindert die Virusreplikation sehr rasch. Der Vorteil des Wirkstoffs liegt vor allem darin, dass auf Grund des schnelleren Stopp der Virenvermehrung auch das Risiko für eine Post-Zoster-Neuralgie sinkt. Nicht einnehmen dürfen das Mittel Patienten mit einer Chemotherapie, da sich die Wirkstoffe gegenseitig stark beeinträchtigen. Außerdem darf das Medikament nicht eingenommen werden, wenn sich über den Bläschen bereits ein Schorf gebildet hat. Als Nebenwirkung werden vor allem Übelkeit, Hautjucken, Hautausschlag, Appetitlosigkeit, Schlaflosigkeit, Schwindel, Blähungen, Durchfall und Verstopfungen aufgeführt. Seltener kann es zu Geschmacksstörungen, Knochenschmerzen, niedrigem Blutdruck, Zittern oder Verwirrtheit kommen.

Die Behandlung dauert auch hier in der Regel 7 Tage.

Patienten sollten das Medikament nicht über einen längeren
Zeitraum einnehmen, da dies mit einem erhöhten Risiko
für eine Leberentzündung verbunden ist. Brivudin ist nur
für diese Kurzzeitbehandlung vorgesehen. Für Patienten
unter 18 Jahre darf der Wirkstoff nicht verschrieben
werden.

Alle vier in Deutschland zugelassenen Virostatika zur
Behandlung der Gürtelrose werden bezüglich ihrer
Wirksamkeit als nahezu gleichwertig beurteilt. Aber
Aciclovir hat in jüngster Zeit seinen herausragenden
Stellenwert bei der oralen Therapie verloren, da die drei
anderen Wirkstoffe die gefürchtete postzosterische
Neuralgie deutlich besser verhindern können.

Aciclovir ist allerdings laut der aktuellen
Therapieempfehlung bei Herpes zoster für
immundefiziente Patienten geeignet. Außerdem ist es als
einziges der vier Wirkstoffe zur Behandlung von Kindern
und Jugendlichen zugelassen. Über die Wahl des richtigen
Mittels wird der behandelnde Arzt entscheiden und den
Patienten darüber gründlich aufklären.

Hinweis

Die Anwendung der Tipps und Hinweise erfolgt auf eigene
Gefahr. Ein Haftungsanspruch gegenüber dem Autor
Jürgen Wude besteht nicht. Im Zweifelsfall sind
Indikationen vom Kunden durch einen Arzt abzuklären.

Das Buch darf nicht für eigenständige Diagnosen oder für
die Auswahl und Anwendung von Medikamenten und
Behandlungsmethoden verwendet werden.

Für gesundheitliche Nachteile oder Ähnliches wird keine
Haftung übernommen. Diagnose, Therapie oder
Behandlung müssen immer von einem Arzt übernommen
werden.

Dieses Werk ist urheberrechtlich geschützt.

Die Wiedergabe von Gebrauchsnamen, Handelsnamen,
Warenbezeichnungen usw. in diesem Werk berechtigt auch
ohne besondere Kennzeichnung nicht zu der Annahme,
dass solche Namen im Sinne der Warenzeichen- und
Markenschutz-Gesetzgebung als frei zu betrachten wären
und daher von jedermann benutzt werden dürfen.

Trotz sorgfältigem Lektorat können sich Fehler
einschleichen. Autor und Verlag sind deshalb dankbar für
diesbezügliche Hinweise. Jegliche Haftung ist
ausgeschlossen, alle Rechte bleiben vorbehalten.

Jürgen Wude, Bahnhofstr.88/3, 5760 Saalfelden.

Email: email@wegweiser-pinzgau.at

Webseiten: Wegweiser-pinzgau.at

www.ingramcontent.com/pod-product-compliance
Lightning Source LLC
Chambersburg PA
CBHW031919270726
48655CB00006BA/2823